FITNESS JOURNEY

8 Weeks Weight loss Diary

Set a Target
Focus the Process
Form the Habits

迎接改變

飲食紀錄是體重管理過程中重要的工具，
使用這個紀錄本讓你明確專注在改變的過程。

有時候我們訂下了太長遠的計畫，卻沒有過好今天。

這本瘦身旅程日記中最特別也最重要的部分，
就是在每一周、每一天，確認自己的動機和目標

也在每周的檢討中看見自己的進步，
這些反饋可以讓你持續努力，改變固有習慣

寫下飲食和運動紀錄正是對自己負責的表現，
而一旦你開始為自己負起責任，
就表示你也開始相信是有能力做到的

堅持八周的飲食紀錄是一個容易開始的改變，
你所需要做的就只是明確記錄下你的飲食和活動內容，
跟著書中的內容勇敢面對自己的改變。

持續記錄會讓你加強想要改變的決心，
不要讓自己停下來，因為你值得你的美好。

相信自己 Believe Yourself.

Fitness Journey 目錄說明

看見自己

寫下改變動機，以及你期望的自己

準備開始

紀錄開始的狀況，並逐步看見改變

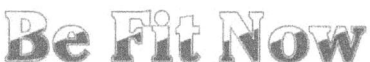

展開旅程

專注每一天的過程，為自己鼓舞

慶祝改變

享受旅程，並欣賞努力後的美景

寫下三個改變的動機，為什麼你想改變？

在努力的路上持續提醒自己為何開始

動機

動機

動機

寫下八周的改變後，你想看見的自己

堅定信心，你將會看到自己各方面的改變

我內心會有什麼感受

我外在會有什麼改變

我會與哪些人分享喜悅

我會做什麼？

設定目標，專注過程

設定適合自己的目標，專注在每一天的過程

目標過於不切實際會讓壓力倍增，反而不一定有助於達成
重要的是專注在每一天的過程，漸進式的改變自己的習慣

開始日期

目前體重　　　　　　　　體脂肪

目標體重　　　　　　　　體脂肪

設定八周的目標。考慮到肌肉和脂肪的組成不同，
儘可能將體脂肪納入共同檢視的數據。
不過度專注在體重的起伏，透過正確的瘦身和習慣養成，
讓體脂肪穩定下降。

測量腰圍　　　　　　　　臀圍

選擇一個定期測量的位置，在過程中紀錄變化。

為自己拍幾張線條明顯的全身照
定期拍照檢視可以幫助增加信心

紀錄範例

周計畫表

寫下本周簡易的規劃，以及預定的行程。

日期	飲食規劃	運動規劃	預定行程
6/3	晚餐要煮 多一些蔬菜	今天要去 健身房重訓	
6/4	晚上聚餐 白天吃少些	找空檔 多活動身體	晚上 家庭聚餐
6/5	用小地瓜 取代白飯	增加今天的 有氧運動	
6/6	再少吃一些	做瑜珈	中午 午餐會議
6/7			
6/8			
6/9			

習慣養成紀錄表

勾選做我的部分追蹤計結果，並幫養成良好的生活習慣。

每日習慣勾選	DAY1	DAY2	DAY3	DAY4	DAY5	DAY6	DAY7	TOTAL
1. 吃天然未精緻的食物	✓		✓					
2. 增加蔬菜的攝取量	✓	✓						
3. 適量補充水分								
4. 不碰含糖飲料及甜食			✓					
5. 睡前四小時不進食	✓	✓						
6. 專心飲食	✓	✓	✓					
7. 有效運動			✓					
8. 做飲食/活動紀錄	✓	✓	✓					
9. 設定每日目標	✓	✓	✓					
10. 寫下每日激勵	✓	✓	✓					
11. 用餐前，感謝食物		✓						
12. 感謝身體為你做的事		✓						
每日勾選數量統計	9	9	7					

持續提醒自己改變舊有習慣，養成不容易復胖的生活模式。

每日紀錄表

日期： 　　　　 第 __1__ 周 　 DAY 1

今日體重　　體脂肪　　備註說明

飲食內容　感謝食物營養

時間	飲食品項	份量	備註
08:10	無糖豆漿	400cc	
	烤地瓜	300g	
12:15	水煮雞胸肉	200g	
	炒高麗菜	一中碗	
	五穀飯	一小碗	
14:30	橘子	一顆	

今日目標： 今天要做足重量訓練
飯後要散步10分鐘

激勵自己：

我知道我每一天都會更好！

活動內容　感謝身體運作

運動/活動 內容	持續時間	備註
重量訓練	45分鐘	(背+臀部)
散步二次	每次10分鐘	

本周運動第 __ 日 達成今日目標！ ✓

開始改變

Be Fit Now

目標很重要，專注過程更重要。

周目標

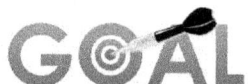

寫下本周目標

達成本周目標的動機

你真的堅持了夠久夠努力了，再來評估你到底能不能做到。

周計畫表

寫下本周簡易的規劃，以及預定的行程。

日期	飲食規劃	運動規劃	預定行程

瘦身是徒弟，維持不復胖才是師父。

習慣養成紀錄表

勾選做到的部分並統計結果，逐漸養成良好的生活習慣。

每日習慣勾選	DAY1	DAY2	DAY3	DAY4	DAY5	DAY6	DAY7	TOTAL
1. 吃天然未精緻的食物								
2. 增加蔬菜的攝取量								
3. 適量補充水分								
4. 不碰含糖飲料及甜食								
5. 睡前四小時不進食								
6. 專心飲食								
7. 有效運動								
8. 做飲食/活動紀錄								
9. 設定每日目標								
10. 寫下每日激勵								
11. 用餐前，感謝食物								
12. 感謝身體為你做的事								
每日勾選數量總計								

持續提醒自己改變舊有習慣，養成不容易復胖的生活模式。

不要明天再開始，明天只是你同樣的今天。

每日紀錄表

日期： 第 ___ 周 DAY

今日體重　　體脂肪　　　　備註說明

飲食內容　感謝食物營養

時間	飲食品項	份量	備註

好身材的感受絕對高於你眼前食物的味道。

今日目標：

激勵自己：

活動內容　感謝身體運作

運動/ 活動 內容	持續時間	備註

本周運動第 ＿＿ 日  達成今日目標！

選擇相信自己，而不是懷疑自己。

每日紀錄表

日期：　　　　　　　　　　第 ___ 周　　DAY

今日體重　　體脂肪　　　　備註說明
:
:
:
:

飲食內容　感謝食物營養

時間	飲食品項	份量	備註

你比你所想像的更有力量，相信自己能做到，你就能。

今日目標：

激勵自己：

活動內容　感謝身體運作

運動/ 活動 內容	持續時間	備註

本周運動第 ＿ 日  達成今日目標!

你想改變，所以你得行動。

每日紀錄表

日期：　　　　　　　第 ＿＿ 周　　DAY

今日體重　　體脂肪　　　　備註說明

飲食內容　感謝食物營養

時間	飲食品項	份量	備註

你每一分私下的努力，都會得到美好的回報。

今日目標：

激勵自己：

活動內容　感謝身體運作

運動/ 活動 內容	持續時間	備註

本周運動第 ___ 日　　達成今日目標!

永遠不要低估你的改變有多驚人。

每日紀錄表

日期：　　　　　　　　第 ＿＿ 周　　DAY

今日體重　　體脂肪　　　備註說明

飲食內容　感謝食物營養

時間	飲食品項	份量	備註

你如果沒有改變，真的不知道你自己有多美。

今日目標：

激勵自己：

活動內容　感謝身體運作

運動/ 活動 內容	持續時間	備註

本周運動第 ＿＿ 日  達成今日目標！

維持健康是一種責任。

每日紀錄表

日期：　　　　　　　　第 ___ 周　　DAY

今日體重　　　體脂肪　　　　　備註說明

飲食內容　感謝食物營養

時間	飲食品項	份量	備註

選擇放縱從來都不該是愛自己的藉口。

今日目標：

激勵自己：

活動內容　感謝身體運作

運動/ 活動 內容	持續時間	備註

本周運動第 ＿＿ 日  達成今日目標！

你的藉口不要大過你的決心。

每日紀錄表

日期：　　　　　　　　　第 ＿＿ 周　　DAY

今日體重　　　體脂肪　　　　　備註說明

飲食內容　感謝食物營養

時間	飲食品項	份量	備註

時刻提醒自己爲什麼你想要改變。

今日目標：

激勵自己：

活動內容　感謝身體運作

運動/活動 內容	持續時間	備註

本周運動第 ___ 日　　達成今日目標！

今天選擇讓自己不一樣。

每日紀錄表

日期：　　　　　　　　第 ___ 周　　DAY

今日體重　　體脂肪　　　　備註說明
:
:
:
:

飲食內容　感謝食物營養

時間	飲食品項	份量	備註

達成你這一天的目標，應該不困難吧。

今日目標：

激勵自己：

活動內容　感謝身體運作

運動/ 活動 內容	持續時間	備註

本周運動第 ＿ 日  達成今日目標！

肯定自己，但不要過度放大自己的努力。

周檢討

本周 體重/ 體脂肪 變化

第一日體重　　　　　　第七日體重　　　　　　　體重變化

－ 　　　　　＝

第一日體脂肪　　　　　第七日體脂肪　　　　　　體脂肪變化

－ 　　　　　＝

對自己過去一周的努力，感覺如何?

下一周開始，你能為自己做的更好的部分有哪些?
(例: 飲食調整、好習慣增加、增加運動...)

堅持到底

Keep Going

Be Fit Now

目標很重要，專注過程更重要。

周目標

說明

周目標可以設定體重或體脂肪的改變；
也可以規劃為改變一個習慣的目標，比如增加運動量等等。
任何你認為對你的改變有幫助的，皆可以是你的本周目標

寫下動機是為了加強自己的決心，讓你持續保有努力的動力。

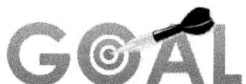

寫下本周目標

達成本周目標的動機

你真的堅持了夠久夠努力了，再來評估你到底能不能做到。

周計畫表

寫下本周簡易的規劃，以及預定的行程。

日期	飲食規劃	運動規劃	預定行程

瘦身是徒弟，維持不復胖才是師父。

習慣養成紀錄表

勾選做到的部分並統計結果，逐漸養成良好的生活習慣。

每日習慣勾選	DAY1	DAY2	DAY3	DAY4	DAY5	DAY6	DAY7	TOTAL
1. 吃天然未精緻的食物								
2. 增加蔬菜的攝取量								
3. 適量補充水分								
4. 不碰含糖飲料及甜食								
5. 睡前四小時不進食								
6. 專心飲食								
7. 有效運動								
8. 做飲食/活動紀錄								
9. 設定每日目標								
10. 寫下每日激勵								
11. 用餐前，感謝食物								
12. 感謝身體為你做的事								
每日勾選數量總計								

持續提醒自己改變舊有習慣，養成不容易復胖的生活模式。

不要明天再開始，明天只是你同樣的今天。

每日紀錄表

日期：   第 ___ 周   DAY

今日體重   體脂肪   備註說明

飲食內容 感謝食物營養

時間	飲食品項	份量	備註

好身材的感受絕對高於你眼前食物的味道。

今日目標 :

激勵自己 :

活動內容　感謝身體運作

運動/ 活動 內容	持續時間	備註

本周運動第 ＿ 日　　達成今日目標!

選擇相信自己，而不是懷疑自己。

每日紀錄表

日期：　　　　　　　　第 ＿＿ 周　　DAY

今日體重　　體脂肪　　　　備註說明

飲食內容　感謝食物營養

時間	飲食品項	份量	備註

你比你所想像的更有力量，相信自己能做到，你就能。

今日目標：

激勵自己：

活動內容　感謝身體運作

運動/活動 內容	持續時間	備註

本周運動第 ＿ 日　　達成今日目標！

你想改變，所以你得行動。

每日紀錄表

日期：　　　　　　　　第 ___ 周　　DAY

今日體重　　體脂肪　　　　備註說明
:
:
:
:

飲食內容　感謝食物營養

時間	飲食品項	份量	備註

你每一分私下的努力，都會得到美好的回報。

今日目標：

激勵自己：

活動內容　感謝身體運作

運動/ 活動 內容	持續時間	備註

本周運動第 ＿ 日  達成今日目標!

永遠不要低估你的改變有多驚人。

每日紀錄表

日期：　　　　　　　　第 ___ 周　　DAY

今日體重　　　體脂肪　　　　　備註說明

飲食內容　感謝食物營養

時間	飲食品項	份量	備註

你如果沒有改變，真的不知道你自己有多美。

今日目標：

激勵自己：

活動內容　感謝身體運作

運動/ 活動 內容	持續時間	備註

本周運動第 ＿ 日  達成今日目標!

維持健康是一種責任。

每日紀錄表

日期：　　　　　　　　　第＿＿周　　DAY

今日體重　　　體脂肪　　　　　備註說明
· · · · ·

飲食內容　感謝食物營養

時間	飲食品項	份量	備註

選擇放縱從來都不該是愛自己的藉口。

今日目標:

激勵自己:

活動內容　感謝身體運作

運動/ 活動 內容	持續時間	備註

本周運動第 ＿ 日  達成今日目標!

你的藉口不要大過你的決心。

每日紀錄表

日期：　　　　　　　　　第 ＿＿ 周　　DAY

今日體重　　　體脂肪　　　　　備註說明

飲食內容　感謝食物營養

時間	飲食品項	份量	備註

時刻提醒自己為什麼你想要改變。

今日目標：

激勵自己：

活動內容　感謝身體運作

運動/ 活動　內容	持續時間	備註

本周運動第 ___ 日　　達成今日目標！

今天選擇讓自己不一樣。

每日紀錄表

日期：　　　　　　　第＿＿周　　DAY

今日體重　　體脂肪　　　　備註說明
‧
‧
‧
‧

飲食內容　感謝食物營養

時間	飲食品項	份量	備註

達成你這一天的目標，應該不困難吧。

今日目標：

激勵自己：

活動內容　感謝身體運作

運動/ 活動 內容	持續時間	備註

本周運動第 ＿ 日　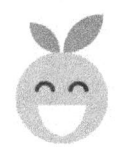　達成今日目標!

肯定自己，但不要過度放大自己的努力。

周檢討

本周 體重/ 體脂肪 變化

第一日體重　　　　　　第七日體重　　　　　　　　體重變化

　　　　　　　　　　－　　　　　　　　　　＝

第一日體脂肪　　　　　　第七日體脂肪　　　　　　體脂肪變化

　　　　　　　　　　－　　　　　　　　　　＝

對自己過去一周的努力，感覺如何?

下一周開始，你能為自己做的更好的部分有哪些?
(例: 飲食調整、好習慣增加、增加運動...)

堅持到底

Keep Going

Be Fit Now

目標很重要，專注過程更重要。

周目標

說明

周目標可以設定體重或體脂肪的改變：
也可以規劃為改變一個習慣的目標，比如增加運動量等等。
任何你認為對你的改變有幫助的，皆可以是你的本周目標

寫下動機是為了加強自己的決心，讓你持續保有努力的動力。

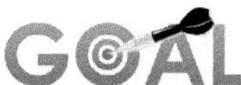

寫下本周目標

達成本周目標的動機

你真的堅持了夠久夠努力了，再來評估你到底能不能做到。

周計畫表

寫下本周簡易的規劃，以及預定的行程。

日期	飲食規劃	運動規劃	預定行程

瘦身是徒弟，維持不復胖才是師父。

習慣養成紀錄表

勾選做到的部分並統計結果，逐漸養成良好的生活習慣。

每日習慣勾選	DAY1	DAY2	DAY3	DAY4	DAY5	DAY6	DAY7	TOTAL
1. 吃天然未精緻的食物								
2. 增加蔬菜的攝取量								
3. 適量補充水分								
4. 不碰含糖飲料及甜食								
5. 睡前四小時不進食								
6. 專心飲食								
7. 有效運動								
8. 做飲食/活動紀錄								
9. 設定每日目標								
10. 寫下每日激勵								
11. 用餐前，感謝食物								
12. 感謝身體為你做的事								
每日勾選數量總計								

持續提醒自己改變舊有習慣，養成不容易復胖的生活模式。

不要明天再開始，明天只是你同樣的今天。

每日紀錄表

日期：　　　　　　　　第 ___ 周　　DAY

今日體重　　體脂肪　　　　備註說明

飲食內容　感謝食物營養

時間	飲食品項	份量	備註

好身材的感受絕對高於你眼前食物的味道。

今日目標：

激勵自己：

活動內容　感謝身體運作

運動/ 活動 內容	持續時間	備註

本周運動第 ＿ 日　　達成今日目標!

選擇相信自己，而不是懷疑自己。

每日紀錄表

日期：　　　　　　　　　第 ___ 周　　DAY

今日體重　　　體脂肪　　　　備註說明
:
:
:
:

飲食內容　感謝食物營養

時間	飲食品項	份量	備註

你比你所想像的更有力量，相信自己能做到，你就能。

今日目標：

激勵自己：

活動內容　感謝身體運作

運動/ 活動 內容	持續時間	備註

本周運動第 ___ 日　　達成今日目標!

你想改變，所以你得行動。

每日紀錄表

日期：　　　　　　　　　　第 ＿＿＿ 周　　DAY

今日體重　　體脂肪　　　　備註說明

飲食內容　感謝食物營養

時間	飲食品項	份量	備註

你每一分私下的努力，都會得到美好的回報。

今日目標:

激勵自己:

活動內容　感謝身體運作

運動/ 活動 內容	持續時間	備註

本周運動第 ___ 日  達成今日目標!

永遠不要低估你的改變有多驚人。

每日紀錄表

日期：　　　　　　　　　第 ＿＿ 周　　DAY

今日體重　　體脂肪　　　　備註說明

飲食內容　感謝食物營養

時間	飲食品項	份量	備註

你如果沒有改變，真的不知道你自己有多美。

今日目標:

激勵自己:

活動內容　感謝身體運作

運動/ 活動 內容	持續時間	備註

本周運動第 ＿ 日　　達成今日目標!

維持健康是一種責任。

每日紀錄表

日期：　　　　　　　　　　第 ＿＿ 周　　DAY

今日體重　　　體脂肪　　　　　備註說明
·
·
·
·
·

飲食內容　感謝食物營養

時間	飲食品項	份量	備註

選擇放縱從來都不該是愛自己的藉口。

今日目標:

激勵自己:

活動內容　感謝身體運作

運動/ 活動 內容	持續時間	備註

本周運動第 ___ 日  達成今日目標!

你的藉口不要大過你的決心。

每日紀錄表

日期：　　　　　　　　　第 ___ 周　　DAY

今日體重　　　體脂肪　　　　　備註說明

飲食內容　感謝食物營養

時間	飲食品項	份量	備註

時刻提醒自己爲什麼你想要改變。

今日目標：

激勵自己：

活動內容　感謝身體運作

運動/ 活動 內容	持續時間	備註

本周運動第 ＿ 日  達成今日目標!

今天選擇讓自己不一樣。

每日紀錄表

日期：　　　　　　　　第 ＿＿ 周　　DAY

今日體重　　　體脂肪　　　　　備註說明
.
.
.
.

飲食內容　感謝食物營養

時間	飲食品項	份量	備註

達成你這一天的目標，應該不困難吧。

今日目標：

激勵自己：

活動內容　感謝身體運作

運動/活動 內容	持續時間	備註

本周運動第 __ 日　　達成今日目標!

肯定自己，但不要過度放大自己的努力。

周檢討

本周 體重/ 體脂肪 變化

第一日體重		第七日體重		體重變化
	−		=	

第一日體脂肪		第七日體脂肪		體脂肪變化
	−		=	

對自己過去一周的努力，感覺如何?

下一周開始，你能為自己做的更好的部分有哪些?
(例: 飲食調整、好習慣增加、增加運動...)

堅持到底

Keep Going

Be Fit Now

目標很重要，專注過程更重要。

周目標

說明

周目標可以設定體重或體脂肪的改變；
也可以規劃為改變一個習慣的目標，比如增加運動量等等。
任何你認為對你的改變有幫助的，皆可以是你的本周目標

寫下動機是為了加強自己的決心，讓你持續保有努力的動力。

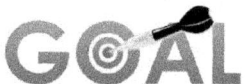

寫下本周目標

達成本周目標的動機

你真的堅持了夠久夠努力了，再來評估你到底能不能做到。

周計畫表

寫下本周簡易的規劃，以及預定的行程。

日期	飲食規劃	運動規劃	預定行程

瘦身是徒弟，維持不復胖才是師父。

習慣養成紀錄表

勾選做到的部分並統計結果，逐漸養成良好的生活習慣。

每日習慣勾選	DAY1	DAY2	DAY3	DAY4	DAY5	DAY6	DAY7	TOTAL
1. 吃天然未精緻的食物								
2. 增加蔬菜的攝取量								
3. 適量補充水分								
4. 不碰含糖飲料及甜食								
5. 睡前四小時不進食								
6. 專心飲食								
7. 有效運動								
8. 做飲食/活動紀錄								
9. 設定每日目標								
10. 寫下每日激勵								
11. 用餐前，感謝食物								
12. 感謝身體為你做的事								
每日勾選數量總計								

持續提醒自己改變舊有習慣，養成不容易復胖的生活模式。

不要明天再開始，明天只是你同樣的今天。

每日紀錄表

日期：　　　　　　　　　第 ＿＿ 周　　DAY

今日體重　　體脂肪　　　　備註說明

飲食內容　感謝食物營養

時間	飲食品項	份量	備註

好身材的感受絕對高於你眼前食物的味道。

今日目標:

激勵自己:

活動內容　感謝身體運作

運動/ 活動　內容	持續時間	備註

本周運動第 __ 日　　達成今日目標!

選擇相信自己，而不是懷疑自己。

每日紀錄表

日期：   第 ___ 周   DAY

今日體重   體脂肪   備註說明
：
：
：
：

飲食內容　感謝食物營養

時間	飲食品項	份量	備註

你比你所想像的更有力量，相信自己能做到，你就能。

今日目標：

激勵自己：

活動內容　感謝身體運作

運動/ 活動 內容	持續時間	備註

本周運動第 ___ 日  達成今日目標!

你想改變，所以你得行動。

每日紀錄表

日期：　　　　　　　　　第 ___ 周　　DAY

今日體重　　體脂肪　　　　　備註說明

飲食內容　感謝食物營養

時間	飲食品項	份量	備註

你每一分私下的努力，都會得到美好的回報。

今日目標：

激勵自己：

活動內容　感謝身體運作

運動/ 活動 內容	持續時間	備註

本周運動第 ___ 日 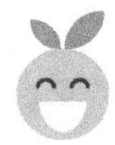 達成今日目標！

永遠不要低估你的改變有多驚人。

每日紀錄表

日期：　　　　　　　　　第 ＿＿ 周　　DAY

今日體重　　　體脂肪　　　　　備註說明

飲食內容　感謝食物營養

時間	飲食品項	份量	備註

你如果沒有改變，真的不知道你自己有多美。

今日目標:

激勵自己:

活動內容　感謝身體運作

運動/ 活動 內容	持續時間	備註

本周運動第 ___ 日　 達成今日目標!

維持健康是一種責任。

每日紀錄表

日期：　　　　　　　　　第＿＿周　　DAY

今日體重　　　體脂肪　　　　　備註說明
· · · · ·

飲食內容　感謝食物營養

時間	飲食品項	份量	備註

選擇放縱從來都不該是愛自己的藉口。

今日目標:

激勵自己:

活動內容　感謝身體運作

運動/活動 內容	持續時間	備註

本周運動第 ＿＿ 日　　達成今日目標!

你的藉口不要大過你的決心。

每日紀錄表

日期：　　　　　　　　第 ___ 周　　DAY

今日體重　　　體脂肪　　　　　備註說明

飲食內容　感謝食物營養

時間	飲食品項	份量	備註

時刻提醒自己爲什麼你想要改變。

今日目標:

激勵自己:

活動內容　感謝身體運作

運動/ 活動 內容	持續時間	備註

本周運動第 __ 日　　達成今日目標!

今天選擇讓自己不一樣。

每日紀錄表

日期：　　　　　　　　　　第 ＿＿ 周　　DAY

今日體重　　　體脂肪　　　　　備註說明
．
．
．
．

飲食內容　感謝食物營養

時間	飲食品項	份量	備註

達成你這一天的目標，應該不困難吧。

今日目標：

激勵自己：

活動內容　感謝身體運作

運動/ 活動 內容	持續時間	備註

本周運動第 ＿ 日　　達成今日目標！ ☐

肯定自己，但不要過度放大自己的努力。

周檢討

本周 體重/ 體脂肪 變化

第一日體重 　　　　　第七日體重 　　　　　體重變化

　　　　　　－　　　　　　　　　　＝

第一日體脂肪 　　　　　第七日體脂肪 　　　　　體脂肪變化

　　　　　　－　　　　　　　　　　＝

對自己過去一周的努力，感覺如何?

下一周開始，你能為自己做的更好的部分有哪些?
(例: 飲食調整、好習慣增加、增加運動...)

堅持到底

Keep Going

Be Fit Now

目標很重要，專注過程更重要。

周目標

周目標可以設定體重或體脂肪的改變：
也可以規劃為改變一個習慣的目標，比如增加運動量等等。
任何你認為對你的改變有幫助的，皆可以是你的本周目標

寫下動機是為了加強自己的決心，讓你持續保有努力的動力。

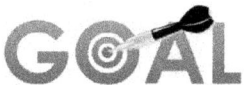

寫下本周目標

達成本周目標的動機

你真的堅持了夠久夠努力了，再來評估你到底能不能做到。

周計畫表

寫下本周簡易的規劃，以及預定的行程。

日期	飲食規劃	運動規劃	預定行程

瘦身是徒弟，維持不復胖才是師父。

習慣養成紀錄表

勾選做到的部分並統計結果，逐漸養成良好的生活習慣。

每日習慣勾選	DAY1	DAY2	DAY3	DAY4	DAY5	DAY6	DAY7	TOTAL
1. 吃天然未精緻的食物								
2. 增加蔬菜的攝取量								
3. 適量補充水分								
4. 不碰含糖飲料及甜食								
5. 睡前四小時不進食								
6. 專心飲食								
7. 有效運動								
8. 做飲食/活動紀錄								
9. 設定每日目標								
10. 寫下每日激勵								
11. 用餐前，感謝食物								
12. 感謝身體為你做的事								
每日勾選數量總計								

持續提醒自己改變舊有習慣，養成不容易復胖的生活模式。

不要明天再開始，明天只是你同樣的今天。

每日紀錄表

日期：　　　　　　　　第＿＿周　　DAY

今日體重　　　體脂肪　　　　　備註說明

飲食內容　感謝食物營養

時間	飲食品項	份量	備註

好身材的感受絕對高於你眼前食物的味道。

今日目標:

激勵自己:

活動內容　感謝身體運作

運動/ 活動 內容	持續時間	備註

本周運動第 ＿ 日　　達成今日目標!

選擇相信自己，而不是懷疑自己。

每日紀錄表

日期：　　　　　　　　第 ___ 周　　DAY

今日體重　　體脂肪　　　　備註說明

飲食內容　感謝食物營養

時間	飲食品項	份量	備註

你比你所想像的更有力量,相信自己能做到,你就能。

今日目標:

激勵自己:

活動內容　感謝身體運作

運動/ 活動 內容	持續時間	備註

本周運動第 ＿ 日　　達成今日目標!

你想改變，所以你得行動。

每日紀錄表

日期：　　　　　　　　第 ___ 周　　DAY

今日體重　　　體脂肪　　　　　備註說明

飲食內容　感謝食物營養

時間	飲食品項	份量	備註

你每一分私下的努力，都會得到美好的回報。

今日目標：

激勵自己：

活動內容　感謝身體運作

運動/ 活動 內容	持續時間	備註

本周運動第 ＿ 日　　達成今日目標！

永遠不要低估你的改變有多驚人。

每日紀錄表

日期：　　　　　　　　第 ＿＿ 周　　DAY

今日體重　　　體脂肪　　　　　備註說明

：
：
：
：

飲食內容　感謝食物營養

時間	飲食品項	份量	備註

你如果沒有改變，真的不知道你自己有多美。

今日目標：

激勵自己：

活動內容　感謝身體運作

運動/ 活動 內容	持續時間	備註

本周運動第 ＿ 日　 達成今日目標!

維持健康是一種責任。

每日紀錄表

日期：　　　　　　　　第 ＿＿＿ 周　　DAY

今日體重　　　體脂肪　　　　備註說明
．
．
．
．

飲食內容　感謝食物營養

時間	飲食品項	份量	備註

選擇放縱從來都不該是愛自己的藉口。

今日目標：

激勵自己：

活動內容　感謝身體運作

運動/ 活動 內容	持續時間	備註

本周運動第 ＿ 日　 達成今日目標！

你的藉口不要大過你的決心。

每日紀錄表

日期：　　　　　　　　第＿＿周　　DAY

今日體重　　　體脂肪　　　　備註說明
　　　　　　　·
　　　　　　　·
　　　　　　　·
　　　　　　　·
　　　　　　　·

飲食內容　感謝食物營養

時間	飲食品項	份量	備註

時刻提醒自己為什麼你想要改變。

今日目標：

激勵自己：

活動內容　感謝身體運作

運動/ 活動 內容	持續時間	備註

本周運動第 ＿ 日  達成今日目標！

今天選擇讓自己不一樣。

每日紀錄表

日期：　　　　　　　　　　第＿＿周　　DAY

今日體重　　　體脂肪　　　　　備註說明

飲食內容　感謝食物營養

時間	飲食品項	份量	備註

達成你這一天的目標，應該不困難吧。

今日目標：

激勵自己：

活動內容　感謝身體運作

運動/ 活動 內容	持續時間	備註

本周運動第 ＿＿ 日  達成今日目標!

肯定自己，但不要過度放大自己的努力。

周檢討

本周 體重/ 體脂肪 變化

第一日體重　　　　　　第七日體重　　　　　　體重變化

－　　　　　　　　＝

第一日體脂肪　　　　　第七日體脂肪　　　　　體脂肪變化

－　　　　　　　　＝

對自己過去一周的努力，感覺如何?

下一周開始，你能為自己做的更好的部分有哪些?
(例: 飲食調整、好習慣增加、增加運動...)

堅持到底

Keep Going

Be Fit Now

目標很重要，專注過程更重要。

周目標

周目標可以設定體重或體脂肪的改變：
也可以規劃為改變一個習慣的目標，比如增加運動量等等。
任何你認為對你的改變有幫助的，皆可以是你的本周目標

寫下動機是為了加強自己的決心，讓你持續保有努力的動力。

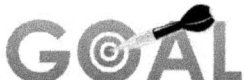

寫下本周目標

達成本周目標的動機

你真的堅持了夠久夠努力了，再來評估你到底能不能做到。

周計畫表

寫下本周簡易的規劃，以及預定的行程。

日期	飲食規劃	運動規劃	預定行程

瘦身是徒弟，維持不復胖才是師父。

習慣養成紀錄表

勾選做到的部分並統計結果，逐漸養成良好的生活習慣。

每日習慣勾選	DAY1	DAY2	DAY3	DAY4	DAY5	DAY6	DAY7	TOTAL
1. 吃天然未精緻的食物								
2. 增加蔬菜的攝取量								
3. 適量補充水分								
4. 不碰含糖飲料及甜食								
5. 睡前四小時不進食								
6. 專心飲食								
7. 有效運動								
8. 做飲食/活動紀錄								
9. 設定每日目標								
10. 寫下每日激勵								
11. 用餐前，感謝食物								
12. 感謝身體為你做的事								
每日勾選數量總計								

持續提醒自己改變舊有習慣，養成不容易復胖的生活模式。

不要明天再開始，明天只是你同樣的今天。

每日紀錄表

日期：　　　　　　　　第 ___ 周　　DAY

今日體重　　體脂肪　　　　備註說明

飲食內容　感謝食物營養

時間	飲食品項	份量	備註

好身材的感受絕對高於你眼前食物的味道。

今日目標：

激勵自己：

活動內容　感謝身體運作

運動/ 活動 內容	持續時間	備註

本周運動第 ＿ 日　　達成今日目標！

選擇相信自己，而不是懷疑自己。

每日紀錄表

日期：　　　　　　　　第 ___ 周　　DAY

今日體重　　　體脂肪　　　　　備註說明

飲食內容　感謝食物營養

時間	飲食品項	份量	備註

你比你所想像的更有力量，相信自己能做到，你就能。

今日目標：

激勵自己：

活動內容　感謝身體運作

運動/ 活動 內容	持續時間	備註

本周運動第 ___ 日　　達成今日目標！

你想改變，所以你得行動。

每日紀錄表

日期：　　　　　　　　第 ___ 周　　DAY

今日體重　　體脂肪　　　　備註說明

飲食內容　感謝食物營養

時間	飲食品項	份量	備註

你每一分私下的努力，都會得到美好的回報。

今日目標：

激勵自己：

活動內容　感謝身體運作

運動/ 活動　內容	持續時間	備註

本周運動第 ___ 日　　達成今日目標！

永遠不要低估你的改變有多驚人。

每日紀錄表

日期：　　　　　　　　　第 ＿＿＿ 周　　DAY

今日體重　　體脂肪　　　　備註說明
:
:
:
:

飲食內容　感謝食物營養

時間	飲食品項	份量	備註

你如果沒有改變，真的不知道你自己有多美。

今日目標：

激勵自己：

活動內容　感謝身體運作

運動/ 活動 內容	持續時間	備註

本周運動第 ＿ 日  達成今日目標!

維持健康是一種責任。

每日紀錄表

日期：　　　　　　　　第＿＿周　　DAY

今日體重　　體脂肪　　　　備註說明

.
.
.
.

飲食內容　感謝食物營養

時間	飲食品項	份量	備註

選擇放縱從來都不該是愛自己的藉口。

今日目標:

激勵自己:

活動內容　感謝身體運作

運動/ 活動 內容	持續時間	備註

本周運動第 ＿＿ 日　　達成今日目標!

你的藉口不要大過你的決心。

每日紀錄表

日期：　　　　　　　　第 ＿＿ 周　　DAY

今日體重　　　體脂肪　　　　　備註說明

飲食內容　感謝食物營養

時間	飲食品項	份量	備註

時刻提醒自己為什麼你想要改變。

今日目標:

激勵自己:

活動內容　感謝身體運作

運動/ 活動 內容	持續時間	備註

本周運動第 ___ 日　　達成今日目標!

今天選擇讓自己不一樣。

每日紀錄表

日期：　　　　　　　　　　第 ＿＿ 周　　DAY

今日體重　　　體脂肪　　　　　　備註說明

飲食內容　感謝食物營養

時間	飲食品項	份量	備註

達成你這一天的目標，應該不困難吧。

今日目標：

激勵自己：

活動內容　感謝身體運作

運動/ 活動 內容	持續時間	備註

本周運動第 ＿ 日　　達成今日目標!

肯定自己，但不要過度放大自己的努力。

周檢討

本周 體重/ 體脂肪 變化

第一日體重　　　　　　　第七日體重　　　　　　　體重變化

　　　　　　　　－　　　　　　　　　＝

第一日體脂肪　　　　　　第七日體脂肪　　　　　　體脂肪變化

　　　　　　　　－　　　　　　　　　＝

對自己過去一周的努力，感覺如何？

下一周開始，你能為自己做的更好的部分有哪些？
(例: 飲食調整、好習慣增加、增加運動...)

堅持到底

Keep Going

Be Fit Now

目標很重要，專注過程更重要。

周目標

周目標可以設定體重或體脂肪的改變：
也可以規劃為改變一個習慣的目標，比如增加運動量等等。
任何你認為對你的改變有幫助的，皆可以是你的本周目標

寫下動機是為了加強自己的決心，讓你持續保有努力的動力。

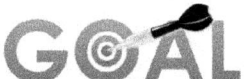

寫下本周目標

達成本周目標的動機

你真的堅持了夠久夠努力了，再來評估你到底能不能做到。

周計畫表

寫下本周簡易的規劃，以及預定的行程。

日期	飲食規劃	運動規劃	預定行程

瘦身是徒弟，維持不復胖才是師父。

習慣養成紀錄表

勾選做到的部分並統計結果，逐漸養成良好的生活習慣。

每日習慣勾選	DAY1	DAY2	DAY3	DAY4	DAY5	DAY6	DAY7	TOTAL
1. 吃天然未精緻的食物								
2. 增加蔬菜的攝取量								
3. 適量補充水分								
4. 不碰含糖飲料及甜食								
5. 睡前四小時不進食								
6. 專心飲食								
7. 有效運動								
8. 做飲食/活動紀錄								
9. 設定每日目標								
10. 寫下每日激勵								
11. 用餐前，感謝食物								
12. 感謝身體為你做的事								
每日勾選數量總計								

持續提醒自己改變舊有習慣，養成不容易復胖的生活模式。

不要明天再開始，明天只是你同樣的今天。

每日紀錄表

日期：　　　　　　　　　第 ___ 周　　DAY

今日體重　　　體脂肪　　　　　備註說明
.
.
.
.

飲食內容　感謝食物營養

時間	飲食品項	份量	備註

好身材的感受絕對高於你眼前食物的味道。

今日目標：

激勵自己：

活動內容　感謝身體運作

運動/ 活動　內容	持續時間	備註

本周運動第 ＿ 日　　達成今日目標!

選擇相信自己，而不是懷疑自己。

每日紀錄表

日期：　　　　　　　　第＿＿周　　DAY

今日體重　　　體脂肪　　　　　備註說明
．
．
．
．

飲食內容　感謝食物營養

時間	飲食品項	份量	備註

你比你所想像的更有力量，相信自己能做到，你就能。

今日目標：

激勵自己：

活動內容　感謝身體運作

運動/ 活動 內容	持續時間	備註

本周運動第 ＿ 日  達成今日目標!

你想改變，所以你得行動。

每日紀錄表

日期：　　　　　　　　　第 ＿＿ 周　　DAY

今日體重　　體脂肪　　　　備註說明

飲食內容　感謝食物營養

時間	飲食品項	份量	備註

你每一分私下的努力，都會得到美好的回報。

今日目標：

激勵自己：

活動內容　感謝身體運作

運動/ 活動 內容	持續時間	備註

本周運動第 ＿ 日　 達成今日目標!

永遠不要低估你的改變有多驚人。

每日紀錄表

日期：　　　　　　　　第 ___ 周　　DAY

今日體重　　體脂肪　　　　備註說明
　　　　　·
　　　　　·
　　　　　·
　　　　　·
　　　　　·

飲食內容　感謝食物營養

時間	飲食品項	份量	備註

你如果沒有改變，真的不知道你自己有多美。

今日目標：

激勵自己：

活動內容　感謝身體運作

運動/ 活動 內容	持續時間	備註

本周運動第 ＿ 日　　達成今日目標!

維持健康是一種責任。

每日紀錄表

日期：　　　　　　　　第 ＿＿ 周　　DAY

今日體重　　　體脂肪　　　　　備註說明
- ·
- ·
- ·
- ·
- ·

飲食內容　感謝食物營養

時間	飲食品項	份量	備註

選擇放縱從來都不該是愛自己的藉口。

今日目標：

激勵自己：

活動內容　感謝身體運作

運動/ 活動 內容	持續時間	備註

本周運動第 ＿＿ 日　　達成今日目標！

你的藉口不要大過你的決心。

每日紀錄表

日期：　　　　　　　　第 ___ 周　　DAY

今日體重　　　體脂肪　　　　備註說明

飲食內容　感謝食物營養

時間	飲食品項	份量	備註

時刻提醒自己為什麼你想要改變。

今日目標：

激勵自己：

活動內容　感謝身體運作

運動/ 活動 內容	持續時間	備註

本周運動第 ＿＿ 日  達成今日目標！

今天選擇讓自己不一樣。

每日紀錄表

日期：　　　　　　　　第 ___ 周　　DAY

今日體重　　體脂肪　　　　備註說明
　　　　　　·
　　　　　　·
　　　　　　·
　　　　　　·

飲食內容　感謝食物營養

時間	飲食品項	份量	備註

達成你這一天的目標，應該不困難吧。

今日目標:

激勵自己:

活動內容　感謝身體運作

運動/ 活動 內容	持續時間	備註

本周運動第 ＿ 日　　達成今日目標!

肯定自己，但不要過度放大自己的努力。

周檢討

本周 體重/ 體脂肪 變化

第一日體重　　　　　　第七日體重　　　　　　　體重變化

　　　　　　－　　　　　　　　　　　＝

第一日體脂肪　　　　　第七日體脂肪　　　　　　體脂肪變化

　　　　　　－　　　　　　　　　　　＝

對自己過去一周的努力，感覺如何?

下一周開始，你能為自己做的更好的部分有哪些?
(例: 飲食調整、好習慣增加、增加運動...)

堅持到底

Keep Going

Be Fit Now

目標很重要，專注過程更重要。

周目標

說明

周目標可以設定體重或體脂肪的改變：
也可以規劃為改變一個習慣的目標，比如增加運動量等等。
任何你認為對你的改變有幫助的，皆可以是你的本周目標

寫下動機是為了加強自己的決心，讓你持續保有努力的動力。

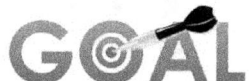

寫下本周目標

達成本周目標的動機

你真的堅持了夠久夠努力了，再來評估你到底能不能做到。

周計畫表

寫下本周簡易的規劃，以及預定的行程。

日期	飲食規劃	運動規劃	預定行程

瘦身是徒弟，維持不復胖才是師父。

習慣養成紀錄表

勾選做到的部分並統計結果，逐漸養成良好的生活習慣。

每日習慣勾選	DAY1	DAY2	DAY3	DAY4	DAY5	DAY6	DAY7	TOTAL
1. 吃天然未精緻的食物								
2. 增加蔬菜的攝取量								
3. 適量補充水分								
4. 不碰含糖飲料及甜食								
5. 睡前四小時不進食								
6. 專心飲食								
7. 有效運動								
8. 做飲食/活動紀錄								
9. 設定每日目標								
10. 寫下每日激勵								
11. 用餐前，感謝食物								
12. 感謝身體為你做的事								
每日勾選數量總計								

持續提醒自己改變舊有習慣，養成不容易復胖的生活模式。

不要明天再開始，明天只是你同樣的今天。

每日紀錄表

日期：　　　　　　　　第 ＿＿＿ 周　　DAY

今日體重　　　體脂肪　　　　　備註說明
:
:
:

飲食內容　感謝食物營養

時間	飲食品項	份量	備註

好身材的感受絕對高於你眼前食物的味道。

今日目標：

激勵自己：

活動內容　感謝身體運作

運動/ 活動 內容	持續時間	備註

本周運動第 ＿＿ 日　　達成今日目標！

選擇相信自己，而不是懷疑自己。

每日紀錄表

日期：　　　　　　　　第 ___ 周　　DAY

今日體重　　　體脂肪　　　　　備註說明

飲食內容　感謝食物營養

時間	飲食品項	份量	備註

你比你所想像的更有力量，相信自己能做到，你就能。

今日目標：

激勵自己：

活動內容　感謝身體運作

運動/ 活動 內容	持續時間	備註

本周運動第 ＿ 日　　達成今日目標！

你想改變，所以你得行動。

每日紀錄表

日期：　　　　　　　第 ___ 周　　DAY

今日體重　　　體脂肪　　　　備註說明

飲食內容　感謝食物營養

時間	飲食品項	份量	備註

你每一分私下的努力，都會得到美好的回報。

今日目標：

激勵自己：

活動內容　感謝身體運作

運動/ 活動 內容	持續時間	備註

本周運動第 ＿ 日　　達成今日目標!

永遠不要低估你的改變有多驚人。

每日紀錄表

日期：　　　　　　　　　第＿＿周　　DAY

今日體重　　　體脂肪　　　　　備註說明

飲食內容　感謝食物營養

時間	飲食品項	份量	備註

你如果沒有改變，真的不知道你自己有多美。

今日目標：

激勵自己：

活動內容　感謝身體運作

運動/ 活動 內容	持續時間	備註

本周運動第 ___ 日  達成今日目標!

維持健康是一種責任。

每日紀錄表

日期：　　　　　　　　　第 ___ 周　　DAY

今日體重　　　體脂肪　　　　備註說明

飲食內容　感謝食物營養

時間	飲食品項	份量	備註

選擇放縱從來都不該是愛自己的藉口。

今日目標：

激勵自己：

活動內容　感謝身體運作

運動/ 活動 內容	持續時間	備註

本周運動第 ＿ 日　　達成今日目標！

你的藉口不要大過你的決心。

每日紀錄表

日期：　　　　　　　　第 ＿＿ 周　　DAY

今日體重　　　體脂肪　　　　備註說明

飲食內容　感謝食物營養

時間	飲食品項	份量	備註

時刻提醒自己爲什麼你想要改變。

今日目標:

激勵自己:

活動內容　感謝身體運作

運動/ 活動 內容	持續時間	備註

本周運動第 ___ 日  達成今日目標!

今天選擇讓自己不一樣。

每日紀錄表

日期：　　　　　　　　第＿＿周　　DAY

今日體重　　體脂肪　　　　備註說明

飲食內容　感謝食物營養

時間	飲食品項	份量	備註

達成你這一天的目標，應該不困難吧。

今日目標:

激勵自己:

活動內容　感謝身體運作

運動/ 活動 內容	持續時間	備註

本周運動第 ＿ 日　　達成今日目標!

肯定自己，但不要過度放大自己的努力。

周檢討

本周 體重/ 體脂肪 變化

第一日體重　　　　　　第七日體重　　　　　　體重變化

　　　　　　　— 　　　　　　　=

第一日體脂肪　　　　　第七日體脂肪　　　　　體脂肪變化

　　　　　　　— 　　　　　　　=

對自己過去一周的努力，感覺如何?

下一周開始，你能為自己做的更好的部分有哪些?
(例: 飲食調整、好習慣增加、增加運動...)

你做到了

YOU MADE IT

爲自己慶祝

開始日期　　　　　　　　　　　　目前日期

初始體重　　　　　現在體重　　　　　體重總變化

初始體脂　　　　　現在體脂　　　　　體脂總變化

初始腰圍　　　　　現在腰圍　　　　　腰圍總變化

初始臀圍　　　　　現在臀圍　　　　　臀圍總變化

每周體重改變公斤數

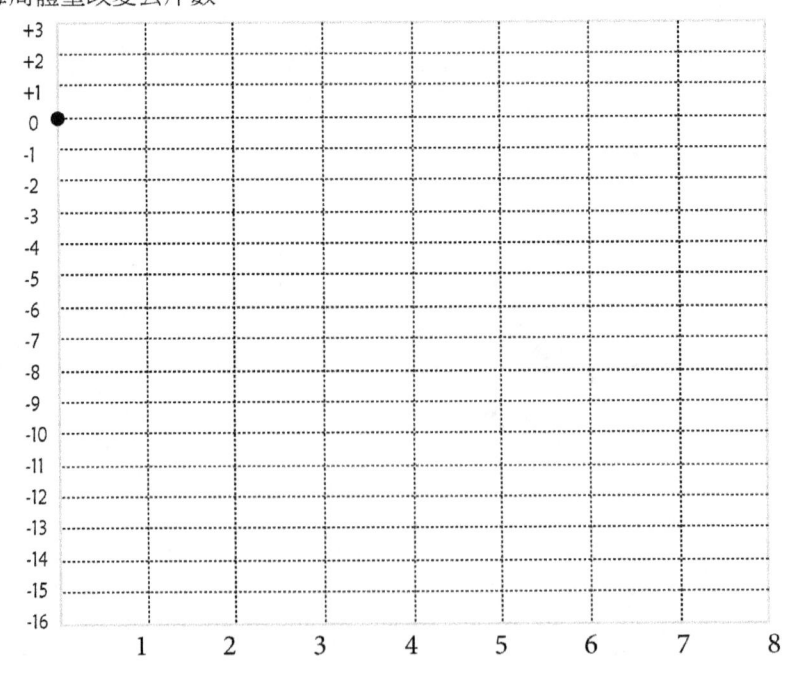

恭喜你！

恭喜你為自己完成了八周的飲食和活動紀錄
這段時間對於你的努力和堅持，寫下心中的感謝。
讓自己更加相信自己，並堅持讓自己更健康快樂！

我感謝自己，因為...

我感謝自己，因為...

我感謝自己，因為...

FITNESS JOURNEY

8 Weeks Weight loss Diary

www.ingramcontent.com/pod-product-compliance
Lightning Source LLC
Chambersburg PA
CBHW071153290526
45787CB00001BA/331